AF578949

MODES DE CONTAGION

DE LA

PHTHISIE PULMONAIRE

DANS LE MARIAGE

PAR

G. Paul DROCHON

DOCTEUR EN MÉDECINE DE LA FACULTÉ DE PARIS

Ex-interne des hôpitaux de Poitiers

Lauréat (1er prix, médaille d'arg., 1878) de l'École de médecine de Poitiers

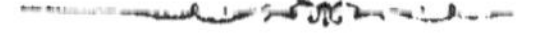

PARIS

ALPHONSE DERENNE

52, boulevard Saint-Michel, 52

1882

A MES EXCELLENTS PARENTS

A MA SOEUR

A MON ONCLE ET A MES TANTES

A MES AMIS

A MES ANCIENS MAITRES

DE L'ÉCOLE DE MÉDECINE DE POITIERS

A M. LE PROFESSEUR HARDY

MON PRÉSIDENT DE THÈSE

MODES DE CONTAGION

DE LA

PHTHISIE PULMONAIRE

DANS LE MARIAGE

INTRODUCTION

Trousseau analysant en 1845, dans le *Journal de Médecine*, un ouvrage du Dr Bernardeau (qui était contagionniste), disait qu'il fallait savoir gré à l'auteur « d'avoir rappelé une opinion légèrement proscrite » et exprimait le vœu que « la communicabilité de la phthisie pulmonaire pût redevenir au moins une question. »

Le désir de l'illustre savant est réalisé.

Affirmée énergiquement par un grand nombre d'observateurs des siècles passés, assez généralement niée ensuite, la doctrine de la contagiosité du tubercule a regagné rapidement le terrain qu'elle avait perdu.

« Les meilleurs auteurs qui ont touché à ce sujet sont presque unanimes sous ce rapport, les uns timidement, c'est vrai, mais d'autres avec l'accent de la plus profonde conviction ; et, si l'on pouvait évoquer tous les faits qui restent enfouis dans le souvenir des praticiens, il est certain qu'on arriverait en comptant les voix à une majorité formidable en faveur de la contagion. Non, certes, il ne fait pas bon de vivre avec des phthisiques, de respirer le même air qu'eux, d'être plongé dans les effluves qu'ils dégagent tout autour d'eux. Tout est à redouter surtout pour une jeune femme obéissant par devoir ou par dévouement aux exigences d'un mari phthisique, peu soucieux d'habitude de l'impression de dégoût qu'il produit, exigeant pour les soins qu'on lui donne, pour l'intimité des services qu'on lui rend et dont les ardeurs vénériennes sont surexcitées par le feu de la fièvre qui le dévore. » (Dr A. Chéreau, *Union médicale*, **1869**, p. 267).

Le courant qui entraîne la science vers les recherches microcosmiques et l'importance exceptionnelle qu'ont acquise ces études depuis quelques années, ont fortement contribué à vulgariser la croyance à la transmissibilité de la tuberculose par la vie commune. Le domaine de l'hygiène, si vaste déjà, en a été accru et son horizon reculé.

Dès le début de nos études médicales, nous avons rencontré des individus forts, vigoureux, sans antécédents héréditaires, chez qui la largeur de la poitrine attestait l'énergie primordiale de l'activité respiratoire et qui, ayant vécu d'une vie intime avec des phthisiques l'étaient devenus à leur tour. Nous avons été frappé vivement de cette particularité, et ce travail n'a pas d'autre but que de chercher dans les faits acquis à la science, et dans les quelques observations qui nous sont personnelles, les conditions qui favorisent au sein du mariage la propagation de la tuberculose ; c'est-à-dire passer en revue les différentes théories qui ont été édifiées pour soutenir la doctrine contagionniste. Mais, avant d'aller plus loin, il est bon, croyons-nous, d'entrer dans quelques considérations préliminaires. « La plupart du temps, lorsque les hommes se disputent, c'est faute de s'entendre », dit un axiome, dont l'expression naïve cache un fait de judicieuse observation. Ne voulant pas dès le début de ce travail nous brouiller avec la logique, nous allons dire quelques mots de la nature de la tuberculose, telle du moins que nous l'envisageons.

Nous considérons cette maladie comme infectieuse et virulente, comme une sorte d'intoxication, dont le principe est transmissible d'un individu à l'autre. D'après la doctrine contagionniste, la tuberculose « doit prendre place dans le cadre nosologique à côté de la syphilis, mais peut-être plus près de la morve et du farcin. » (Hérard, *Société médicale*, 26 février 1866).

De nombreuses observations ont été déjà publiées, établissant par leur quantité autant que par leur valeur intrinsèque la contagiosité de la tuberculose dans le mariage. Elles forment comme un faisceau puissant qui exclut toute possibilité de coïncidence. Chercher l'interprétation de ces faits dans un pur jeu du hasard constituerait une erreur déplorable, contraire à toute méthode scientifique et à tout procédé d'investigation. Les coïncidences qui se répètent sont des lois méconnues.

Il ne faudrait pas non plus se refuser à croire à la contagiosité de la phtisie sous le prétexte spécieux que si la contagion était réelle, les cas seraient très-fréquents et que l'on en rencontrerait à chaque instant. Mais s'étonner de ne pas voir un plus grand nombre de personnes se tuberculiser par contagion, n'est-ce pas préjuger le degré de contagion de la phtisie pulmonaire ; et il est certain que soit par sa nature même, soit en raison des conditions qui président à sa transmissibilité, le germe contagieux est doué d'une médiocre énergie. D'autre part, il ne faut pas tenir compte des faits négatifs au détriment des faits positifs. Les lois cliniques sont sujettes à de nombreuses exceptions, S'il fallait requérir pour les contagions le privilège de l'universalité, il n'en faudrait pas admettre une seule. Le choléra, dont tout le monde admet le caractère contagieux, devrait-il ne plus figurer dans les maladies contagieuses parce que tous les habitants d'une ville n'ont pas été les victimes du fléau ou l'objet de ses atteintes? La variole cesse-t-elle d'être contagieuse, parce qu'elle reconnaît des immunités? Et si les médecins et les gardes des hôpitaux ne sont pas tous frappés de diphthérie, devrons-nous croire à la non-contagion de cette terrible maladie?

Il ne faut pas se dissimuler que l'instigateur de la contagion est un génie particulier, une force mystérieuse : il nous est donné d'en apprécier les diverses modalités, mais sans en saisir l'essence. L'âge, certaines conditions de l'existence, certains états physiologiques et pathologiques, tels que la grossesse, les inflammations catarrhales des voies respiratoires par la vitalité spéciale et les modifications particulières qu'ils impriment à l'organisme ont des rapports essentiels avec la production de la phtisie et l'organe choisi par le tubercule pour sa genèse et son évolution ; mais sans constituer la prédisposition fatale de son développement ; ils préparent un terrain propre à l'éclosion de la tuberculose. Le sol est préparé, il n'y manque que la semence.

La nature de l'agent contagieux, du contage tuberculeux, est encore à peu près inconnue. Des recherches fort intéressantes ont été entreprises en Allemagne pour décider cette question. D'après Klebs (Traité d'anat. path. 1876) le contage serait une bactérie qu'il désigne sous le nom de *Monas tuberculosum*. Il convient de n'accepter ces données que sous les plus expresses réserves. Les découvertes de Klebs n'ont pas encore été confirmées et la sanction officielle leur fait défaut.

Il nous resterait de nombreuses raisons à faire valoir en faveur de la contagiosité de la phtisie, mais il n'entre pas dans le cadre restreint que nous nous sommes tracé de plaider une cause dont les esprits les plus éminents se sont constitués les avocats et qui à l'heure actuelle semble gagnée. Il nous a paru utile, cependant, d'entrer dans quelques considérations qui pussent servir de substruction à notre travail et nous permissent d'écarter résolûment la question de la contagiosité de la phtisie, afin que, le terrain ainsi déblayé, nous fussions à même de pénétrer plus facilement au cœur même de notre sujet. Nous considérerons désormais la contagiosité de la tuberculose, non pas comme rigoureusement prouvée, mais comme revêtant un caractère de probabilité qui équivaut presque à une démonstration.

DU MARIAGE EN GÉNÉRAL

Dans sa Phthisiologie (*opera medica Lugduni* 1697, *Phthisiologia* lib. II, cap 1, p. 27), Richard Morton disait : « *Contagium etiam hunc morbum propagat. Hic enim affectus, (uti frequenti experientia observavi) lecti socios miasmati quodam, sicuti febris maligna, inquinat.* »

Ces paroles traduisent en même temps que le résultat des observations de cet auteur l'opinion phthisiogénique qui dominait à cette époque et continuait la tradition doctrinale d'Hippocrate et de Galien. Cette tradition fut rompue plus tard, et ce n'est que de nos jours qu'elle a été définitivement renouée. Pour édifier des théories dont on a fait promptement justice on n'avait pas craint de nier ou de fausser dans leurs interprétations légitimes les données de la clinique, et c'est une des gloires de la science actuelle de rester fidèle à la méthode d'observation.

Laënnec, lui-même avait sacrifié aux idées de son temps sur le terrain de la contagiosité de la phtisie ; ce qui ne l'empêchait pas d'écrire : « Tout ce que je puis dire, sans prétendre décider en dernier ressort sur une aussi grave question, c'est que dans le cours de ma pratique j'ai été plus d'une fois frappé de voir des femmes présenter des symptômes d'une phtisie pulmonaire, peu de temps après que leur mari, dont elles avaient partagé la couche jusqu'au dernier moment, avait succombé à cette maladie. » (Laënnec *Traité d'auscultation*, note t. II, p. 179).

Andral, dans les notes qu'il a ajoutées aux œuvres de Laënnec s'exprime ainsi : « On a sans doute singulièrement exagéré la facilité de la contagion de la phtisie, mais est-il sage de la nier absolument et dans tous les cas » ? (Laënnec t. II. p. 79. Edition d'Andral).

« De tout temps, dit Barth, (*Bulletin et Mémoires de la Société médicale des hôpitaux* t. VII p. 42) la possibilité de la transmission m'a frappé, et j'ai toujours donné le conseil d'éviter la cohabitation trop intime avec les phthisiques sans effrayer toutefois les personnes intéressées en leur dévoilant la vérité.. »

M. Guérard (*loco citato* p. 42) ne pense pas autrement : « J'ai vu, dit-il, un certain nombre de cas de tuberculisation pour lesquels la contagion aurait pu être invoquée, et cette circonstance pourrait engager à faire prendre certaines précautions contre ce mode de propagation. »

« Ayant assisté maintes fois à des faits de phthisie contractée par la cohabitation conjugale par un sujet indemne de toute tare héréditaire, j'ai fréquemment interrogé des médecins sur ce point, et presque tous, si ce n'est tous, m'ont accusé des souvenirs analogues (Fonssagrives. *Gazette hebdomadaire* 1868).

Il serait facile de multiplier les citations ; mais ce serait répéter sans profit les mêmes choses, et charger notre travail d'un bagage historique que son cadre ne comporte pas.

Nous désignons sous le nom de mariage l'état que caractérisent à la fois les relations sexuelles et une cohabitation continuelle, c'est-à-dire la participation aux mêmes conditions de vie, d'hygiène, de bien-être ou de misère physiologique. Il constitue l'état social le plus favorable à la transmission contagieuse de la tuberculose. De ces échanges de dévouement consacrés à l'origine par la passion et ultérieurement par l'habitude, de ces rapports intimes qui naissent de la communauté des affections et des intérêts, de ce commerce continuel résulte une influence réciproque. Cette action s'exerce aussi bien sur les facultés physiques que sur les facultés morales ; son énergie est la résultante de certaines forces dont la connaissance est du domaine de la philosophie et de la pathologie, mais dont la mesure même approximative forme un problème trop complexe pour être facilement résolu.

De ces causes générales qui relèvent de la cohabitation proprement dite, qui tiennent à l'essence même de l'institution sociale du mariage, il faut rapprocher d'autres circonstances qui sont le fait des relations sexuelles et dont bénéficie la phthisie pulmonaire pour son développement.

La considération de ces longs embrassements où les haleines se confondent, où se produit une véritable sudation, où les liquides éliminés se mélangent achève de livrer le secret de la transmission morbide.

Dans l'acte génital, en effet, l'accélération des mouvements respiratoires exalte l'activité des fonctions pulmonaires et, multipliant la surface respiratoire, multiplie les chances de contagion ; et, si nous tenons compte de ce fait que, les bouches arrivant presque en contact, l'un des amants inspire l'air expiré par l'autre et renvoie au premier la plus grande partie de l'air que ses poumons viennent d'expulser et ainsi de suite jusqu'à la perpétration de l'acte vénérien, nous voyons se reconstituer les conditions des pulvérisations faites avec un air qui a traversé des poumons en travail de désorganisation et qui s'est chargé dans son trajet de particules tuberculeuses. Il faut ajouter en outre que l'état de cohabitation, permettant la libre pratique du coït, il nous est permis de supposer, suivant l'ingénieuse hypothèse du Dr de Musgrave-Clay, qu'un état inflammatoire des bronches ou des poumons, en déterminant des érosions à la muqueuse, si petites qu'elles soient, puisse, a un moment donné, ouvrir des portes d'entrée à un contage... multiplié.

En même temps l'acte génital active les fonctions de la peau, provoque des sueurs, rend les contacts plus étroits et les augmente.

Ainsi deux ordres de causes de la contagion dans le mariage ; les unes tenant au coït, les autres à la cohabitation.

Il est intéressant de chercher quel est celui de ces deux ordres de causes dont l'aptitude contagionnante atteint le degré le plus élevé. Cette recherche exige quelques développements que nous allons rendre aussi brefs que possible.

Il est bon nombre de tuberculeux, qui, en raison de la prédominance du système nerveux toujours surexcité chez les natures maladives, éprouvent un entraînement plus marqué vers les rapprochements sexuels que les individus en bon état de santé. Ils ont l'instinctif pressentiment d'une terminaison fatale à brève échéance et éprouvent le besoin d'épuiser rapidement la coupe des voluptés. Dans un certain monde, il n'est pas rare de rencontrer des jeunes gens qui, se sachant phthisiques, veulent se faire la vie courte et bonne et cherchent dans les excès vénériens l'oubli du mal qui les condamne.

« L'ardeur qui les dévore, dit Anglada, professeur à la faculté de Montpellier, (*Traité de la contagion*, t. I, p. 142, Paris, 1853), les pousse à l'accomplissement de l'acte vénérien et il n'est pas rare de voir l'un des époux ne déserter la couche conjugale qu'aux approches de la mort. »

Tous les auteurs ne partagent pas cette opinion. Pour eux, l'ardeur génitale des phthisiques n'est qu'une fable poétique, digne tout au plus de rester dans le domaine du roman et dans les préjugés du public.

« Tous ceux, dit M. de Musgrave-Clay, qui ont interrogé dans ce sens les malades de nos hôpitaux ou de leur clientèle savent avec quelle franchise presque tous accusent une diminution marquée de l'activité génésique. »

Il est assez facile d'interroger sur ce point délicat les hommes phthisiques et leurs réponses sont généralement empreintes d'un tel accent de sincérité que le doute n'est plus permis. Nous n'avons pas négligé d'élucider ce point particulier et notre opinion est faite. Sans refuser d'admettre une certaine excitation aux plaisirs vénériens, nous croyons que cette excitation ne persiste pas et qu'elle fait rapidement place à une diminution précoce et très sensible de l'ardeur génitale.

D'autre part, il résulte de l'étude des faits que la tuberculose paraît revêtir une plus grande énergie de contagion, à mesure que les lésions qu'elle produit sont plus avancées. Dans presque toutes les observations, on voit en effet que c'est dans les derniers jours de la vie du malade, ou même quelque temps après sa mort, que le sujet primitivement sain a commencé à donner des signes de phthisie. L'aptitude contagieuse serait proportionnée à l'étendue des lésions. Il y a bien quelques exceptions ; on a publié plusieurs cas d'individus présentant des signes de début, et communiquant néanmoins la maladie. Nous reviendrons plus loin sur ce sujet, et nous chercherons les raisons de cette différence de contagiosité, variant avec les périodes de la maladie.

Mais le fait de l'ardeur génitale coïncidant avec la période où la tuberculose affecte la moins grande nocuité, est pour nous une particularité intéressante. Nous y voyons la preuve que la cohabitation pure et simple est plus redoutable que les rapports sexuels, et qu'elle joue dans la contagiosité un rôle plus important.

MODES DE CONTAGION

Le terrain que nous abordons est presque vierge encore. En dépit des recherches les plus minutieuses et des investigations les plus patientes, les parties les mieux éclairées sont encore dans la pénombre. Pénétrer, en effet, le secret du mécanisme par lequel se produit la contagion est un problème dont les éléments complexes et délicats à saisir ne sont pas nettement déterminés et sont restés dans le domaine de l'hypothèse. La solution de la question exigerait la connaissance préalable de la nature du contage, de son aptitude contagieuse, de son mode d'action dans l'intimité des tissus : autant de choses ignorées et livrées aux interprétations de théories plus ou moins en rapport avec les faits eux-mêmes. Aussi ne saurait-on attendre de nous des données plus certaines que celles que nous avons recueillies nous-même. Notre but est de les rapprocher, de les comparer, de les discuter : heureux si de ce rapprochement pouvait jaillir une étincelle !

Plusieurs théories ont été édifiées pour expliquer le phénomène mystérieux de la contagiosité de la tuberculose dans le mariage. Elles ont entre elles des relations qui les rendent susceptibles de réduction. Nous étudierons deux modes de transmission intéressant chacun un appareil différent. Le contage en effet peut être transporté par l'air sous la forme de particules en suspension et menacer l'appareil respiratoire ; il peut encore trouver dans le fonctionnement des organes génitaux des conditions favorables à son développement et à sa généralisation ultérieure. Le premier mode est le fait de la cohabitation, le second résulte des rapports sexuels.

Cette division nous semble simple et physiologique ; nous l'adopterons.

1° CONTAGION PAR L'AIR ET LES PRODUITS EXPECTORÉS

Pour un grand nombre d'auteurs l'air est l'intermédiaire le moins incontestable entre les organismes malades et les organismes sains. Il est l'habitat en même temps que le véhicule de particules organiques et de germes qui, déposés sur un terrain bien préparé, déterminent une éclosion de tubercules.

M. Bergeret, d'Arbois, (Revue d'Hygiène 1867) n'hésite pas à déclarer que la contagion s'exerce surtout par l'air expiré. « L'absorption cutanée étant nulle, ce n'est pas en couchant avec les malades que l'on peut prendre la phthisie, c'est en respirant le même air, l'air sortant de la poitrine d'un tuberculeux étant le véhicule qui transporte l'élément tuberculeux des corps malades aux corps sains. »

Dans la plupart des observations tendant à établir la nature parasitaire de la phthisie, l'air semble devoir être incriminé. Il est probable, en effet, que des parcelles provenant de divers produits d'élimination, ou de poumons en voie de désorganisation se trouvent en suspension dans l'atmosphère et sont susceptibles d'être introduits par la respiration dans l'organisme d'un individu en bon état de santé.

Lionel Beale (*Deseases gems, the nature and origin*, London, 1872, p. 152-153) adopte cette théorie de la suspension dans l'air des germes contagieux. Il les considère comme des portions de tubercule, des bioplasmes tuberculeux.

M. Dieulafoy (*De la Contagion*, thèse d'agrégation, 1872, p. 25) se rattache également à cette opinion dans les termes suivants : « Nous verrons plus loin, (et Chalvet l'a démontré), que l'air peut se charger de matières morbides et transporter ainsi la maladie contagieuse. »

Comment, du reste, expliquer autrement les cas dans lesquels des individus parfaitement sains ont été atteints de tuberculose pour avoir habité un appartement précédemment occupé par un phthisique.

Observation I

Dr Compin, thèse de Paris, 1870.

Le Dr Delamare dans un mémoire lu à l'*Académie des*

sciences, le 11 janvier 1859, rapporte l'exemple d'une maison qu'il a connue, il y a vingt ans et dans laquelle sont venus successivement mourir trois locataires qui avaient primitivement l'apparence d'hommes vigoureux, n'avaient entre eux aucun lien de parenté et s'étaient servis successivement des meubles et des tentures qui avaient appartenu au précédent phthisique. La maison était restée inhabitée pendant quelque temps, bien qu'elle fût dans les conditions recherchées pour une habitation saine ; on ne consentit à l'occuper qu'après le renouvellement des peintures intérieures et dès lors nul n'y est devenu phthisique.

Il est à remaquer encore qu'un séjour prolongé dans la chambre de certains phthisiques dont la maladie était très-violente, a amené invariablement des nausées et autres symptômes d'empoisonnement miasmatique chez des sujets sains et vigoureux.

Les observations suivantes ont été cités par Beaumès (*Journal de médecine militaire*, t. I, p. 32).

Observation II

Le Dr Lurde rapporte la mort d'une dame, victime du zèle qui l'attachait nuit et jour à son mari. Un domestique assidu auprès des malades et un cuisinier de la maison qui leur donna des soins, âgés l'un et l'autre de 45 ans eurent le même sort : ce n'est pas tout, un garçon et une fille du domestique moururent peu de temps après de la même maladie. Ceux-ci n'avaient point eu de relations avec les malades ; mais on leur avait fait part de leur garde-robe.

Observation III

Le Dr Mertger (*Verneischte medicinische schriften*, t. III, p. 42) a vu un homme parfaitement sain, atteint et mort de phthisie pour avoir couché dans le lit dans lequel un phthisique était mort, il n'y avait pas longtemps.

Ces observations ont entre elles la plus parfaite ressemblance. Dans les trois cas, la contagion s'est effectuée d'après le même mécanisme ; les conditions seules ont varié. L'air chargé du contage tuberculeux est demeuré emprisonné là dans un appartement mal aéré, ici dans les mailles des tissus ; les germes nocifs dont il était le dépositaire ont été soumis à l'absorption, ont pénétré dans des organismes sains et y ont jeté par leur apparition le désordre et par leur développement la mort.

L'expérimentation vient tout récemment de confirmer de la façon la plus péremptoire et la plus éclatante les observations de la clinique. Il a été institué des expériences qui démontrent nettement le caractère contagieux de l'air expiré par les phthisiques. Ces expériences étaient déjà indiquées dans un mémoire communiqué à l'Académie des Sciences, par M. Giboux, il y a plusieurs années (1878).

Elles viennent d'être refaites dans des conditions plus

rigoureuses par le même auteur et signalées de nouveau tout récemment (22 mai 1882) à l'Académie.

Nous allons brièvement les rappeler.

On met dans des caisses différentes de jeunes lapins nés d'une même portée, de parents absolument sains, et on leur fait respirer pendant plus de trois mois de 25 à 30 litres d'air expiré par les phthisiques à la deuxième ou à la troisième période. Seulement cet air infecté ne pénètre dans une des caisses, qu'après avoir été tamisé sur du coton. Les lapins enfermés dans cette dernière caisse ne perdent rien de leur bonne santé et leur autopsie à la fin de l'expérience démontre qu'ils n'ont aucune lésion.

Les lapins dans la caisse où l'air infecté pénètre directement perdent au contraire peu à peu leur appétit, prennent la diarrhée, maigrissent et finalement présentent à l'autopsie des tubercules dans le foie, la rate et surtout dans les poumons.

Quelles conclusions devons-nous tirer de ces expériences? Il est difficile de ne pas reconnaître : 1° que l'air expiré par les phthisiques est chargé de germes tuberculeux.

2° Que ces germes sont susceptibles de développement.

3° Que la phthisie est transmissible par contagion.

Ces déductions trouvent une application toute naturelle dans les conditions de cohabitation conjugale.

Il suffit de les signaler pour faire ressortir leur importance. Nous n'insistons pas.

A l'exemple de la morve avec laquelle elle présente des analogies les plus frappantes, la phthisie est une maladie virulente et infectieuse, c'est une sorte d'intoxication, dont le principe transmissible d'un individu à l'autre, à travers des résistances énergiques ou lâches, porte son action sur chaque élément anatomique, l'impreigne et se combine avec lui d'une façon si intime que la cellule détachée contient ou devient elle-même le germe de la tuberculose. L'adhérence persiste après la mort de l'élément anatomique ; celui-ci se constitue le vecteur du germe contagieux et peut-être le terrain de sa pullulation plus ou moins rapide et plus ou moins active.

Quoi qu'il en soit, nous croyons pouvoir admettre en principe que dans une maladie infectio-contagieuse, les produits éliminés renferment le contage et peuvent par là même devenir des agents de contagion.

Cette proposition qui nous semble conforme aux enseignements de la pathologie générale est féconde en déductions applicables à la tuberculose et l'application que nous allons en faire à cette maladie paraît à l'heure actuelle parfaitement légitime.

Nous sommes amené ainsi à admettre comme fait établi le pouvoir contagionnant des expectorations phthisiques. Les preuves ne manquent pas, du reste, et nous allons en donner quelques-unes que nous fournissent à la fois l'observation et l'expérimentation.

Voici un cas rapporté par le Dr Merlin dans la *Gazette Médicale* en 1839. Il fixa l'attention des savants et leur inspira des recherches ayant trait à la contagiosité de la phthisie par l'alimentation.

Observation IV

Une femme de 58 ans, souffrant depuis plusieurs années de phthisie pulmonaire, avait un chien de chambre qui durant une année avala avec avidité les crachats purulents de la malade. Déjà au bout de six mois, le chien rendait du pus en toussant, il devint maigre et creva. La malade se procura un autre chien, âgé d'une année, d'un pied de haut ; celui-ci, quoiqu'on lui donnât du lait et de la viande, témoigna le même goût que son prédécesseur. Six mois après, il devint aussi malade et creva au bout de vingt semaines. En ouvrant la poitrine on trouva les deux poumons presque entièrement détruits par la suppuration. A droite, on trouve en outre une grande vomique encore formée.

L'autre observation est empruntée à l'excellente thèse de M. le Dr Compin ; elle lui a été fournie par son père, médecin distingué de Charolles (Saône-et-Loire).

Observation V

Le nommé Priest, garde particulier à Champeaux, commune de Bragny, avait une fille de 17 ans qui, à la suite d'une pneumonie double continua à tousser et mourut au bout de cinq mois avec des cavernes énormes dans les deux poumons. Ce fait date de l'année dernière (1869).

Le garde élevait à ce moment six chiens de chasse, quatre chiens courants et deux chiens d'arrêt. Les six chiens léchaient avec avidité les crachats purulents et excessivement abondants qu'expectorait la jeune phthisique, ainsi que les déjections aivines qu'on jetait sans précaution dans un coin de la cour. Tous les six moururent successivement, après avoir toussé, craché et dépéri rapidement.

Le garde stupéfait et convaincu que le mal venait des crachats qu'ils avaient avalés, en ouvrit deux et trouva, ainsi qu'il le raconta immédiatement à mon père « *les foies pourris* » ; ce sont ses expressions. Il est utile de dire que dans nos campagnes, on appelle les poumons des animaux « foies blancs. » Plusieurs clients de mon père, habitant la campagne, lui dirent qu'ils avaient vu mourir leurs chats de la même façon.

Ils toussaient, maigrissaient au point de n'avoir que la peau et les os, et cela après avoir mangé des crachats répandus sur le plancher par des poitrinaires.

L'interprétation de ces faits nous conduirait à parler de la question de la contagion par l'alimentation, c'est-à-dire, par l'ingestion soit de viande, soit de lait provenant d'animaux tuberculeux. Ce serait sortir des limites que nous nous sommes tracées.

La seule chose sur laquelle nous attirions l'attention, c'est l'aptitude que possèdent les crachats ingérés à reproduire la tuberculose et à transmettre cette maladie à un organisme sain. Ajoutons encore que pour M. Chauveau qui s'est livré à des travaux très importants sur ce point, des doses infiniment petites suffisent pour produire la contagion, attestant ainsi l'énergie du principe morbide transmis.

Il manquait cependant aux faits que nous venons de relater la consécration de l'expérimentation. Variable dans ses conditions, la démonstration expérimentale présente l'avantage d'exclure toute idée de coïncidence ; et il était désirable qu'elle vînt confirmer les données de l'observation.

Des tentatives intéressantes ont été entreprises dans ce but.

Un savant médecin, le Dr Tappeiner, de Méran (Wirchow's Archiv. 1878, t. XLVII, p. 593), institua trois séries d'expériences portant sur onze chiens. Il a dilué des crachats de phthisiques et a fait subir à ces chiens (nous n'entrons pas dans le détail des expériences), des pulvérisations de ce liquide à des intervalles et pendant des temps variables. A l'autopsie, sur le nombre total des chiens, dix ont présenté les lésions caractéristiques de la tuberculose ; un seul avait été réfractaire à l'action du contage.

Tappeiner observa que la quantité de crachats employés était très faible et conclut de ces résultats que les expectorations des phthisiques sont des agents actifs de contagion.

Ces expériences furent reprises peu après par Schottelius, de Würtzbourg (Centralblatt 1878, p. 18), mais non avec le même succès. Tappeiner confirma par une nouvelle série d'expériences ses premiers résultats.

Nos expériences personnelles ne nous permettent pas d'être aussi affirmatif que le médecin allemand. Nous avons soumis quatre lapins, nés d'une même portée, à des puvérisations faites avec de l'eau dans laquelle nous avions dilué des crachats de phthisiques.

Nous faisions trois séances par jour et d'un quart d'heure pour chacun de nos animaux. Le poids avait été soigneusement noté. La durée de l'expérience fut de quarante-cinq jours. Dans cet intervalle un des lapins perdit une partie notable de son poids (420 grammes) ; l'état de santé des autres ne parut pas altéré. A l'autopsie, celui qui avait perdu son embonpoint primitif présentait une altération remarquable des ganglions mésentériques. Ces ganglions étaient considérablement tuméfiés ; leur coque épaissie contenait une masse caséeuse. Le péritoine était le siége de plaques d'hyperhémie, et avait contracté quelques adhérences au niveau du foie et de la rate.

Des noyaux indurés, transparents, appréciables au toucher étaient disséminés çà et là.

Les poumons avaient été également atteints ; mais les lésions n'existaient guère qu'à la partie supérieure.

La plèvre droite était adhérente en haut.

L'autopsie des autres lapins n'a donné aucun résultat et n'a rien révélé d'anormal.

En résumé, si la présence d'un contage dans les crachats des tuberculeux est parfaitement démontrée et incontestable, les résultats contradictoires obtenus par les expérimentateurs jettent des doutes sur la facilité avec laquelle peut se produire la contagion. La transmission ne s'est effectuée, en effet, qu'à la suite d'inhalations prolongées d'un liquide chargé des principes contagieux, les animaux ont été placés dans les conditions les plus favorables à la réalisation de la contagion. Il n'est pas soutenable que ces conditions d'expériences puissent être celles au milieu desquelles se meut l'existence de l'espèce humaine.

Ajoutons pour conclure que si dans l'état de cohabitation la contagiosité des expectorations tuberculeuses est loin d'être démontrée, la non contagiosité de ces mêmes produits est plus problématique encore.

Aussi en l'absence de certitude absolue, doit-on considérer comme fort louable le conseil que donne dans son travail si intéressant, M. Bergeret (d'Arbois), de faire cracher les tuberculeux dans des vases clos.

Selon toute vraisemblance, le mécanisme par lequel les matières éliminées pourraient, au sein de la cohabitation, devenir un danger pour l'individu sain, est le suivant : en dépit des règles de la plus élémentaire propreté, les crachats sortant des cavernes où ils ont séjourné, formés de pus tuberculeux sont rejetés souvent par les malades sur le plancher, les meubles, les couvertures, les vêtements à leur usage. Plus tard ces matières se dessèchent. Le brossage, le balayage les pulvérisent. Sous forme de poudre impalpable, elles se mêlent à l'atmosphère qui les porte en nature dans les poumons des personnes qui soignent le malade.

Cette opinion est peut-être hasardée ; mais à coup sûr elle est vraisemblable.

Il nous resterait encore à parler de plusieurs produits d'excrétion, de la sueur et des déjections alvines notamment ; mais la science est encore peu fixée sur ce sujet. On ne serait en droit de leur attribuer un caractère de contagiosité qu'en procédant par analogie et en s'appuyant sur des bases purement spéculatives. Ni l'observation, ni l'expérimentation, en effet, n'ont jusqu'ici accusé d'une façon positive le pouvoir contagionnant de ces produits. Pour ce qui nous concerne, nous nous rattachons pleinement à la manière de voir de M. Bergeret d'Arbois (*loc. cit.*), qui pense que l'absorption cutanée étant peu active, les sueurs ne doivent contribuer que pour une faible part à la contagion, du moins par cette voie d'absorption. Mais en est-il ainsi des émanations qu'elles dégagent autour d'elles et qui sont susceptibles d'impressionner directement la muqueuse pulmonaire? Il serait difficile de le dire; mais notre ignorance sur ce point ne nous conduira pas à détourner le praticien des voies de la prudence. En agissant autrement nous nous croirions coupable.

Nous nous résumons en quelques mots. Pour la plupart des auteurs, l'air est, d'un époux à l'autre, l'agent de la transmission de la tuberculose. Soit qu'il ait puisé les éléments de la contagion au foyer même des lésions pulmomonaires, dans les cavernes en suppuration, soit que des parties primitivement intégrantes de l'organisme malade se soient répandues dans l'atmosphère et aient été transportées dans les voies respiratoires d'un individu sain, l'air est l'intermédiaire incriminé, et l'appareil de la respiration la voie d'absorption, la porte ouverte aux germes contagieux.

Nous discuterons plus loin la valeur de cette théorie; nous allons examiner l'autre mode de contagion.

2° Contagion d'origine génitale

Influence sexuelle.

Les théories d'origine génitale sont basées sur l'influence que le sexe a paru exercer dans les cas observés jusqu'à ce jour. Il est nécessaire que nous parlions de cette action.

Bon nombre de médecins à l'exemple de l'illustre Chomel (*Eléments de patholog. gén.* 5ᵉ édit., Paris, 1863) considèrent l'influence sexuelle sur le développement des maladies comme fort douteuse. Ils reculent cependant devant une négation formelle et ils attribuent la différence de susceptibilité morbide notée par tous ceux qui se sont livrés à des travaux de statistique, sur ce point, à des habitudes différentes de l'homme et de la femme.

Cette manière de voir est vivement combattue par certains auteurs qui se fondent sur l'observation comparative des maladies de l'homme et de la femme et même de la jeune fille, sur la présence des maladies spéciales à chaque sexe, indépendamment de celles qui ont les organes génitaux pour siège, sur la durée et les complications différentes de ces maladies, sur leur gravité, et la mortalité qui en résulte.

« La séparation des sexes et leur répartition presque égale « n'est pas plus un hasard de la loi des races qu'elle n'est un « caprice de la matière organique. Elle est la conséquence « d'une vitalité particulière, d'une organisation spéciale, « qui fait la vie et la susceptibilité morbide de la femme

« différentes de celles de l'homme. » (Bouchut. *Pathol. génér.* 1869, p. 54).

Placé sur le terrain de la pathologie générale, nous n'avons pas à prendre parti dans la lutte ; nous dirons seulement qu'il nous semble difficile de soutenir la première de ces opinions, en écartant la contagiosité de la phthisie et nous avouons ne pas comprendre comment avec les doctrines phthisiogéniques qui avaient cours, il y a une vingtaine d'années, on pouvait expliquer que le sexe féminin fût plus sujet aux atteintes de la tuberculose. Par la nature de ses occupations, la femme mène une vie moins extérieure que l'homme ; mais si l'on ne fait pas intervenir un autre facteur, un contage, il faut admettre bon gré, mal gré, une prédisposition spéciale à la femme et inhérente à son sexe.

Mais ce qu'il est difficile d'accepter lorsqu'on refuse d'admettre la contagiosité de la phthisie, semble parfaitement rationnel pour qui fait entrer en ligne de compte cette notion pathogénique.

En raison de sa vie tout intérieure, de ses occupations sédentaires, la femme est sujette à respirer un air confiné, plus ou moins souvent renouvelé, peu supérieur en quantité à ce qui est strictement nécessaire pour l'accomplissement et l'entretien complet des fonctions respiratoires. Or, si cet air est vicié par suite d'un foyer d'infection voisin, la tuberculose se manifestera avec une rapidité et une énergie d'autant plus grandes que l'organisme opposera moins de résistance et que les conditions phthisiogéniques seron plus habituelles. Confinement et viciation de l'air : tels sont les deux termes dont le produit est la phthisie. Nous devons dire que si des convenances et des devoirs souvent impérieux empêchent la femme de se produire au dehors, son dévouement, son assiduité, la délicatesse des soins qu'elle prodigue l'appellent fréquemment au lit des malades et l'exposent à tous les dangers de la contagion.

Ainsi s'explique la supériorité numérique des cas de phthisie dans le sexe féminin. Benoiston, de Châteauneuf, et Papavoine ont été les premiers à signaler ce fait ; depuis cette époque, cette particularité a été remarquée par tous les observateurs et ressort des statistiques. En relevant dans diverses publications les cas relatifs à la contagion de la phthisie et en y joignant ses propres observations, le Dr Compin avait établi une statistique portant sur quatre-vingt-dix-huit cas les plus probants qu'il ait trouvé. D'après cette statistique la contagion est plus commune, du mari à la femme que de la femme au mari et cela dans une proportion d'un quart. Pour nous qui avons fait le même travail de statistique que le Dr Compin, mais sur de plus larges bases, nos résultats ne sont pas sensiblement les mêmes, notre travail portait sur cent-soixante-neuf contagionnés. Dans ce nombre les femmes figurent pour cent-huit, et les hommes pour soixante-et-un seulement, soit une différence de près de moitié.

Nous avons tenu compte des cas de contagion survenant pendant le mariage ou pouvant se rapporter à cette époque, en même temps que des cas où la contagion s'est produite en dehors des lois conjugales. Parmi les soixante-et-un hommes atteints de phthisie pulmonaire, trente-deux étaient mariés et semblent avoir contracté la maladie par une cohabitation non interrompue. Dans vingt-neuf cas la contagion s'est exercée en dehors de tout rapport sexuel.

Sur cent-huit femmes, soixante-huit étaient mariées et n'ont cessé de partager la couche d'un phthisique. La quarante autres semblent, en dehors de toute relation de sexe, avoir été les victimes de leur dévouement ; et les soins qu'elles ont donnés à des tuberculeux ont été la seule cause à laquelle on ait pu rattacher leur maladie et leur mort.

Nous avons groupé ces chiffres dans le tableau suivant. L'intelligence saisit mieux ce que l'œil embrasse d'un seul coup :

169 Contagionnés.

Hommes. .	61	1° Pendant le mariage.	32
		2° En dehors du mariage . . .	29
Femmes. .	108	1° Pendant le mariage.	68
		2° En dehors du mariage . . .	40

Ces nombres emportent avec eux leur enseignement ; ils ont une éloquence brutale que tout commentaire ne ferait qu'affaiblir. Nous n'ajouterons qu'un mot relativement à l'âge des femmes contagionnées.

Toutes, excepté deux (l'une avait 60 ans et l'autre 71 ans) ont reçu le germe tuberculeux et succombé pendant la période que nous désignerons sous le nom de vie utérine et qui s'étend de la menstruation à la ménopause, c'est-à-dire en pleine phase d'activité sexuelle.

La grossesse étant l'expression la plus haute de cette activité génitale, et la traduisant dans toute sa plénitude, devait être invoquée pour expliquer la transmission plus fréquente du mari à la femme que de la femme au mari.

INFLUENCE DE LA GROSSESSE

Le professeur Gubler, dont la science porte encore le deuil, exposant, en 1866, devant la *Société médicale des Hôpitaux*, ses vues relatives à la contagion de la tuberculose rapprochait cette maladie de la syphilis. Il pensait que si, dans un certain nombre de cas, le fœtus peut par suite de nombreux échanges entre son organisme et l'organisme maternel, donner la syphilis à une femme en dehors de toute contamination directe, il n'est pas inadmissible que par un procédé analogue, un fœtus tuberculeux puisse tuberculiser sa mère.

Le Dr Hermann Weber semble partager cette manière de voir ; aussi dans les neuf cas où il a eu l'occasion de faire l'autopsie, a-t-il pris le soin d'examiner l'utérus et d'y rechercher la présence de tubercules. Mais ses peines furent inutiles.

Nous ne saurions mieux faire que de publier les observations qu'il a rapportées à la Société clinique de Londres. Nous sommes persuadé que nous ferons partager l'intérêt que nous avons pris nous-même en le lisant.

On verra des maris que la maladie à transformés en véritables Barbe-bleue, communiquer le germe fatal à deux, trois et même quatre femmes. Aucune de ces femmes ne paraissait avoir en se mariant de prédisposition héréditaire ou autre à la phthisie ; mais ce qui est surtout remarquable, c'est que la contagion a paru recevoir sa détermination dans le cours de la grossesse, surtout à sa fin ou dans les quelques mois qui l'ont suivie immédiatement. C'est en effet à cette époque que les malades font remonter le début des accidents ; c'est à ce moment qu'ils commencent à tousser, à maigrir, à cracher le sang. Doit-on voir dans ces faits une simple coïncidence ou trouver entre la grossesse et la tuberculose des rapports de cause à effet? Pour nous la réponse est facile. Pourquoi ne pas admettre pour la tuberculose ce qui est admis pour la syphilis et faire intervenir le hasard dans le domaine de la science?

Observation VI

Hermann Weber, On the communicability of consomption from husband to wife. In clinical society's transactions, 1874, vol. VII, p. 144, cité par Musgrave-Clay. *Étude de la contagion de la phthisie pulmonaire*, p. 83 à 85.

J.., a vu mourir sa mère, deux frères et sa sœur de phthisie pulmonaire, lui-même a eu à deux reprises des hémoptysies à l'âge de vingt ans et vingt-un ans, il s'est fait marin et s'est très bien porté à partir de sa vingt-cinquième année ; il s'est marié à l'âge de vingt-sept ans.

Il épousa :

1° D'abord une femme appartenant à une famille absolument saine ; cette femme a joui d'une santé excellente jusqu'à sa troisième grossesse, époque à laquelle elle a commencé à tousser et à maigrir. Elle est morte de phthsie après son troisième accouchement;

2° Au bout d'un an, il se maria de nouveau avec une femme présentant toutes les apparences de santé et qui après la première année de vie conjugale, se mit à tousser, eut des hémoptysies et mourut de phthisie galopante;

3° La troisième femme appartenait à une famille jouissant d'une santé exceptionnelle; en effet, elle avait son père et sa mère, quatre frères et sœurs, tous vivants et en bonne santé. Elle avait vingt-cinq ans quand elle se maria et elle continua à jouir d'une excellente santé jusqu'à la seconde grossesse, époque à laquelle elle se mit à tousser et à avoir un peu de fièvre, elle eut deux hémoptysies et lorsque je la vis, sept semaines après son second accouchement, elle présentait des lésions étendues des deux sommets, de la fièvre hectique et des sueurs profuses. Un mois plus tard, elle fut prise d'hémorrhagies pulmonaires graves et mourut peu après, environ huit mois après l'apparition des premiers symptômes.

L'autopsie révéla des signes de phthisie pneumonique combinée à la tuberculose, pour me servir des expressions de feu le Dr Addison qui avait vu le malade avec moi;

4° La quatrième femme que je soignai comme les précédentes n'avait dans sa famille aucun symptôme de phthisie et lors de son mariage elle était âgée de vingt-trois ans et jouissait d'une santé parfaite. Environ treize mois plus tard, trois mois après son premier accouchement qui s'était très bien passé, elle commença à tousser et elle eut un peu de fièvre, bientôt des symptômes très nets se manifestèrent au sommet droit d'abord, puis au sommet gauche; il y eut en outre des hémoptysies et un léger épanchement pleurétique.

Pendant un voyage qu'elle fit à Melbourne, elle éprouva une amélioration passagère, mais elle fut prise, une fois arrivée dans cette ville d'une hémorrhagie grave, et elle mourut peu de temps après son retour en Angleterre, neuf mois après le début de sa maladie. L'autopsie montra des lésions pneumoniques et tuberculeuses étendues dans les deux poumons ainsi que des lésions tuberculeuses de l'intestin, de la rate et du foie.

A deux reprises, en 1854 et en 1857, après la mort de sa troisième femme et pendant la maladie de la quatrième, j'eus l'occasion d'examiner J... Sa santé générale était excellente et il m'assura qu'il ne toussait pas et qu'il crachait seulement un peu de mucus le matin. La partie supérieure du côté gauche du thorax était aplatie, dans la même région à la percussion, il y avait moins de sonorité qu'à droite; l'inspiration était un peu distincte, et l'expiration prolongée, et de temps en temps on entendait des râles.

Il ne se remaria pas, estimant qu'il exposerait à une « *mort certaine* » la femme qu'il choisirait. Il continua à se bien porter et à exercer sa profession de marin jusqu'en 1869, époque à laquelle il fut retenu au lit pendant plusieurs mois par une fracture grave : il commença alors à tousser. Le sommet droit qui jusque-là était resté sain, fut atteint et la phthisie se développa régulièrement et amena la mort du malade en 1871. L'autopsie montra les résultats de la cicatrisation au point où avait primitivement siégé la maladie et aussi des lésions récentes.

Observation VII

Herman Weber (*loco citato*).

W..., appartient à une famille de phthisiques : il a perdu son père et deux sœurs de phthisie, il a eu des hémoptysies et d'autres symptômes pulmonaires à l'âge de 19 ans, il a été pendant trois hivers successifs envoyé à Venise, et par la suite, il s'est considéré comme bien portant. Il s'est marié à l'âge de 26 ans.

1° Sa première femme était jeune, parfaitement bien portante, et appartenant à une famille absolument saine. Elle commença à tousser vers la fin de sa première grossesse, eut des hémoptysies peu de temps après son accouchement et mourut de phthisie, quatre mois plus tard.

2° Il se maria de nouveau, deux ans plus tard, en 1852, avec une jeune fille, âgée de 21 ans, parfaitement bien portante, mais n'étant pas à l'abri de tout antécédent héréditaire. Elle continua à se bien porter pendant toute la première grossesse, et presque vers le milieu de la seconde, époque à laquelle elle eut « plusieurs attaques inflammatoires du côté du poumon » et ensuite deux hémoptysies dont elle ne se releva jamais bien, elle mourut d'une « phthisie rapide » environ trois mois après son second accouchement.

3° Il se maria une troisième fois, après un intervalle assez court. La jeune personne était bien portante et robuste ; son père et sa mère étaient bien portants, ainsi que ses quatre sœurs et son frère. Environ trois mois après son second accouchement, elle fut prise d'une « inflammation du poumon » dont elle ne se releva jamais complètement, quand je la vis pour la première fois, sept mois après le début de cette « inflammation » les deux poumons étaient affectés, le droit dans une plus grande étendue que le gauche ; il y avait chaque jour deux forts accès de fièvre, des sueurs fréquentes, de la diarrhée et un amaigrissement considérable. Une méningite tuberculeuse se produisit peu de temps après le moment où j'avais vu la malade pour la première fois, et la mort survint huit ou neuf mois après l'apparition des premiers symptômes de la maladie.

L'autopsie révéla des lésions étendues du côté droit, avec une tuberculose miliaire généralisée. L'utérus était sain.

La santé générale du mari paraissait bonne, il pouvait faire à pied d'assez grandes distances, mais lorsqu'il restait dans l'appartement, il souffrait de dyspepsie. Les régions sus et sous-claviculaires du côté droit étaient aplaties et on y constatait à la percussion une légère obscurité du son. Le murmure respiratoire manquait presque complètement, et on entendait de temps en temps des râles secs.

Ce malade présenta de l'hypochondrie, avec remords, pendant plusieurs mois après la mort de sa femme ; puis il se rétablit, vécut beaucoup au grand air, mais fut atteint en Allemagne d'une fièvre typhoïde, après laquelle il eut une pleuro-pneumonie droite. Il mourut de phthisie six mois après sa fièvre typhoïde.

Dans ce cas encore j'ai pu, pendant que je soignais la troisième femme, avoir l'avis éclairé du Dr Addison. Son ancienne opinion, relative à l'impossibilité de l'infection fut quelque peu ébranlée ; mais en fin de compte il conclut qu'il n'y avait probablement là qu'une curieuse coïncidence sans pourtant en être bien certain.

Observation VIII

Hermann Weber (*Loco citato*).

Z..., aucun renseignement sur sa famille : a eu deux hémoptysies vers l'âge de 19 ans ; a été à cette époque malade pendant plusieurs mois, mais a, dit-il, parfaitement guéri, car il s'exposait à toutes les intempéries sans en ressentir le moindre inconvénient. Il s'est marié à l'âge de 23 ans.

1° Il a épousé d'abord une femme saine et robuste, âgée de 20 ans, sans aucune prédisposition de famille. Elle est tombée malade après son premier accouchement ; elle est morte en cinq mois de « phthisie rapide. »

2° Il a épousé, environ deux ans plus tard, une femme bien portante, appartenant à une famille remarquablement saine. Dix-huit mois après son mariage, trois mois après son premier accouchement, cette femme commence à tousser et à maigrir. Sa toux n'a jamais complètement cessé. Deux mois plus tard elle devint de nouveau enceinte et lorsque je la vis pour la première fois, elle était au huitième mois de sa grossesse, très amaigrie ; c'était un type de phthisique au dernier degré ; la plus grande partie du poumon gauche était prise aussi, mais non au même degré ; il y avait des sueurs profuses, de la diarrhée, de la fièvre hectique. Elle accoucha un mois plus tard et mourut trois semaines après. L'autopsie montra diverses lésions de phthisie subaiguë récente, à savoir : de l'infiltration grise, de nuance et de consistance différentes, des cavernes récentes de forme irrégulière, sans couche de revêtement et des tubercules jaunes et gris disséminés. Pas de tubercules dans l'utérus.

Z..., le mari, se considérait comme bien portant, mais il présentait un certain aplatissement à la partie supérieure du côté droit. La résonnance à la percussion était manifestement imparfaite aussi bien dans les régions sus et sous claviculaires que dans la région spinale. Dans les mêmes points, l'inspiration était peu distincte et l'expiration était prolongée. Six ans plus tard après son retour en Allemagne, en 1865, il eut de nouveau de graves hémoptysies et il mourut en 1866. Je ne possède aucun renseignement nécroscopique.

Observation IX

Hermann Weber (*loco citato*).

A..., présente des prédispositions de famille à la phthisie et a eu une affection pulmonaire à l'âge de 22 ans. Il a passé deux hivers à Madère et s'est trouvé ensuite bien portant. Il a contracté la syphilis à l'âge de 29 ans. Il se considérait comme guéri lorsqu'il s'est marié à 32 ans.

1° Il a épousé une jeune fille bien portante, âgée de 22 ans, appartenant à une famille saine. Elle a présenté les signes d'une affection syphilitique six mois après son mariage et elle est accouchée quelques mois plus tard d'un enfant mort.

Aucun autre symptôme de syphilis n'a été constaté après 1854, et en 1855 elle est accouchée d'un enfant sain. En mai 1856, elle a commencé à tousser. Pendant l'été de la même année, elle a beaucoup maigri, a eu de fréquentes diarrhées et un état fébrile presque continuel. Lorsque je la vis pour la première fois, en novembre 1856, il y avait des lésions étendues des deux sommets, une fièvre forte, de la diarrhée, des sueurs profuses et un amaigrissement extrême. Ultérieurement, elle eut deux hémoptysies et mourut en février 1857, c'est-à-dire neuf mois après qu'elle avait commencé à tousser.

Le mari présentait les signes d'une affection ancienne aux deux sommets, mais surtout au sommet gauche. Aplatissement de la région, obscurité du son à la percussion et râles muqueux. De temps en temps aussi, il toussait le matin, et l'expectoration était teintée de sang; mais il n'y avait pas de fièvre, et la santé générale était en apparence excellente.

2° Il se remaria en 1859 avec une femme âgée de 32 ans. La femme resta bien portante, mais n'eut pas d'enfant. Quant à lui, après plusieurs années d'un travail sédentaire, mais pénible, il vit se manifester en 1865, les signes d'une phthisie active et il mourut en 1866. — L'autopsie montra aux deux sommets un tissu fortement rétracté et de couleur ardoisée, parsemé de petites masses crétacées. Dans les autres parties des poumons, on trouva de l'infiltration récente avec de nombreux tubercules jaunes et gris.

Observation X

Hermann Weber (*loc. cit.*).

C..., appartenant à une famille de phthisiques fut lui-même considéré comme tel de 19 à 20 ans. A partir de cet âge il se porta bien et se maria à 25 ans.

1° Il épousa une jeune fille bien portante, âgée de 22 ans, qui devint phthisique pendant sa troisième grossesse, eut trois fois des hémoptysies et mourut peu de temps après son troisième accouchement. Elle avait été malade environ sept mois.

2° Il se remaria peu de temps après avec une femme parfaitement bien portante, âgée de 21 ans, et sans aucun antécédent héréditaire. Sa femme resta bien portante pendant environ quatorze mois c'est-à-dire presque vers la fin de sa première grossesse, époque à laquelle elle commença à tousser. La toux augmenta après l'accouchement et s'accompagna d'un amaigrissement rapide, de sueurs profuses et d'état fébrile continuel. Lorsque je la vis quatre mois après qu'elle avait commencé à tousser, il y avait des lésions étendues du poumon droit, et le sommet gauche n'était pas tout à fait indemne. Elle mourut sept mois après le début de la maladie. L'autopsie montra de nombreuses petites cavités irrégulières dans les deux poumons et des tubercules du poumon et de l'intestin. Il n'y en avait pas dans l'utérus.

C...., le mari, avait de la matité bien marquée et des râles muqueux dans les régions sus et sous-claviculaires des deux côtés. Les symptômes de consomption s'accentuèrent en 1861 et le malade partit pour l'Australie, où il est mort sans s'être remarié.

Observation XI

(Herman Weber (*loc. cit.*).

R..., appartenait à une famille profondément phthisique, a eu des hémoptysies graves à l'âge de 20 ans et d'autres moins sérieuses un an après. Après avoir été pendant trois étés faire des cures de petit lait dans le canton d'Appenzell, il se trouva bien portant et se maria à l'âge de 24 ans.

1° Il épousa d'abord une jeune fille de 18 ans, très bien portante qui eut, six mois après son mariage, une fausse couche avec hémorrhagie abondante ; après cet accident, elle commença à tousser et mourut phthisique au bout de quatorze mois de mariage ;

2° Deux mois après, il se remaria avec une jeune fille de 18 ans, bien portante, appartenant à une famille saine et qui eut un premier enfant onze mois après son mariage et un second quinze mois plus tard. Cinq mois après le second accouchement, elle commença à tousser. En même temps, elle perdait l'appétit et avait de la fièvre et des sueurs abondantes. Elle ne tarda pas à s'amaigrir et quand je la vis pour la première fois en juin 1857, cinq mois après qu'elle avait commencé à tousser, elle présentait les signes d'une phthisie en pleine activité, les deux poumons étaient pris ; la fièvre presque continuelle ne présentait que de très courtes rémissions ; enfin les symptômes laryngés étaient survenus. Elle manifestait un irrésistible désir de retourner dans son pays, en Allemagne (à Mannheim), où elle mourut au mois d'août de la même année, sept mois après avoir commencé à tousser.

Le mari avait un peu de matité et de temps en temps quelques râles au niveau des troisième et quatrième espaces intercostaux. Il ne toussait que légèrement et assez rarement ; il se nourrissait bien et paraissait à ses amis jouir d'une excellente santé. Il ne se remaria pas. En 1862, il devint plus malade et mourut en présentant des symptômes aigus de consomption pneumonique (après trois mois de maladie) à Baden-Baden, où il était soigné par le Dr Guggert.

Observation XII

Hermann Weber, *loc. cit.*

W..., appartenait à une famille qui a de grandes tendances à la phthisie, a « souffert des poumons » de 17 à 19 ans : après cet âge, il s'est trouvé bien portant et s'est marié à l'âge de 29 ans.

1° Il a épousé d'abord une jeune fille de 23 ans, bien portante (sans aucune prédisposition de famille) qui s'est mise à tousser vers la fin de sa seconde grossesse et qui est morte de phthisie galopante peu de temps après son second accouchement.

2° Il s'est remarié à l'âge de 33 ans, avec une jeune fille de 24 ans, qui s'était toujours bien portée et qui appartenait à une famille parfaitement saine. La femme a continué à bien se porter pendant environ quinze mois après son mariage, et deux mois après son premier accouchement, elle a alors commencé à tousser, à perdre l'appétit, et à avoir de la fièvre. Des hémoptysies apparurent trois mois après les premiers symptômes de la maladie ; bientôt survinrent de la diarrhée et des sueurs profuses. Lorsque je la vis en janvier 1865. sept mois après le début de la maladie, les deux poumons étaient considérablement atteints et l'amaigrissement était extrême. En février 1865, elle fut reprise d'hémoptysies graves, et elle en mourut en mars.

L'autopsie montra des cavernes récentes dans les deux poumons, en un mot, tous les signes d'une phthisie subaiguë. Les organes abdominaux et pelviens étaient sains.

Le mari qui, à cette époque, se considérait comme très bien portant, avait un aplatissement très net du thorax et de la matité au sommet gauche. Il ne se remaria pas et mourut de phthisie en 1869.

Observation XIII

Hermann Weber (*loc. cit.*).

G..., appartenant à une famille de phthisiques, passe les hivers dans le midi de la France, à cause de l'état de ses poumons de 19 à 21 ans ; puis il va passer trois années au Cap. Après sa vingt-quatrième année, il ne présente aucun symptôme bien accusé. Il se marie à l'âge de 30 ans, en 1861.

1° Il épouse d'abord une jeune fille bien portante, âgée de 26 ans, qui continue à bien se porter jusqu'en janvier 1864, quelques mois après son accouchement ; à ce moment, elle commence à tousser et à maigrir. Pendant l'automne de 1864, on découvre les signes d'une affection locale étendue et on conseille à la malade de passer l'hiver à Menton. Lorsque je la vis, en mai 1865, elle présentait tous les signes d'une phthisie avancée, elle mourut au mois de juin de la même année.

Le mari avait un aplatissement marqué du thorax de la matité et de temps en temps des râles au niveau du sommet gauche, mais il ne toussait presque jamais et sa santé générale était bonne.

2° Il se remaria en 1867, sa femme était encore bien portante, lorsque je la vis en 1869 ; mais elle n'avait pas d'enfant. Le mari mourut d'une nouvelle poussée de phthisie en 1871. Le sommet du poumon gauche contenait des masses crétacées, enchatonnées dans un tissu fibreux de teinte ardoisée. Les signes les plus récents de la maladie se rencontraient à la partie inférieure du poumon gauche et du poumon droit.

Observation XIV

Hermann Weber (*loco citato*).

S... appartient à une famille de phthisiques ; il a eu des hémoptysies à l'âge de 18, 19 et 20 ans. Il a passé plusieurs étés (de 1859 et 1861) à Herden, à Gais et à Weissbad, où il a fait des cures de lait et de petit lait. Ensuite se trouvant bien portant quoiqu'avec une respiration un peu courte, il s'est marié, pendant l'automne de 1867, à l'âge de 27 ans.

1° Il épouse d'abord une femme bien portante, âgée de 21 ans, appartenant à une famille saine. Cette femme accoucha en mars 1866, et demeura bien portante jusqu'au mois d'août de la même année, époque à laquelle elle commença à tousser et à maigrir. En mars 1867, lorsque je la vis pour la première fois, les symptômes locaux étaient surtout accusés à la partie supérieure du poumon gauche ; mais cependant le poumon droit était atteint. On constata alors une perte d'appétit complète, une diarrhée fréquente, des sueurs abondantes et presque chaque jour deux paroxysmes fébriles. En avril, des hémorrhagies se produisirent et la malade mourut dans le courant du même mois.

L'autopsie montra des signes de phthisie pneumonique avancée, avec tubercules. L'utérus était sain.

Le mari avait une affection ancienne « *quiescente* » des deux sommets et un certain degré d'emphysème, surtout dans les régions inférieures et particulièrement au poumon gauche ; il se maria de nouveau.

2° Il épousa en 1868 une femme bien portante, âgée de 31 ans, qui eut des enfants en 1869 et en 1870 et qui demeura bien portante.

Le mari commença à tousser beaucoup pendant l'hiver de 1871, et en 1871 il partit pour le Cap où il jouit d'une meilleure santé.

Observation XV (personnelle).

J. J... était issu d'une famille notoirement tuberculeuse ; sa mère était morte phthisique à l'âge de 28 ans, et son père avait succombé à une maladie qui l'avait tenu longtemps au lit.

D'une constitution faible, J. J... n'avait cependant jamais eu de graves maladies, lorsque à l'âge de 24 ans, il eut des hémoptysies nombreuses et graves. Ces accidents n'eurent pas une longue durée. Il reprit les apparences de la santé et bien que toussant un peu il parut complètement rétabli. Adonné à une profession libérale, il jouissait de tout le confortable qui peut embellir et prolonger l'existence ; il ne faisait aucun excès et prenait un soin tou particulier de sa santé.

Au mois de juin 1876, il prit comme maîtresse la fille Joséphine C..., âgée de 19 ans. Forte et d'une robuste santé, elle avait été élevée à la campagne, et ne l'avait quittée que depuis six mois à peine. Ses parents étaient étaient bien portants et son ascendance ne révélait aucun commémoratif fâcheux. Ses deux frères qu'il nous a été donné de voir étaient de solides gaillards dont le visage portait cet air de force et cette richesse de couleurs que donne une santé florissante endurcie par les pénibles travaux de la campagne.

En octobre 1878, Joséphine C... eut une grossesse qu'elle mena à terme et commença à tousser. Elle n'y fit d'abord point attention. Mais la persistance de la toux, les progrès de l'amaigrissement l'inquiétèrent à la fin et elle consulta succes.ivement plusieurs médecins.

Au mois de février 1879 elle eut une hémoptysie qui dura longtemps, c'est à ce moment que je fus mis en relation avec cette fille. Je constatai tous les signes d'une phthisie à marche rapide ; forme particulière de la partie supérieure du thorax, râles sous-crépitants nombreux aux deux sommets, au droit principalement, résistance au doigt percuteur, crachats puriformes, sueurs nocturnes, etc..

Malgré les soins dont elle fut entourée, elle succomba au commencement de juin 1879.

J... épousa au mois de septembre de cette même année une jeune fille de 23 ans, bien portante et dont les parents étaient dans d'excellentes conditions de santé. Aucune trace de phthisie dans cette famille. La jeune femme fit l'année suivante une fausse couche, à la suite de laquelle elle eut une hémoptysie ; et se mit à cracher et à maigrir.

Le mari lui-même fut pris à la suite d'un refroidissement, d'un pneumonie dont la résolution fut incomplète. Après avoir fait une cure aux Eaux-Bonnes, avoir craché le sang, il mourut à la fin d'avril de l'année 1881. Deux mois après son mari la femme succombait.

Observation XVI (personnelle).

Au mois de juin 1880, se trouvait à l'Hôtel-Dieu de Poitiers, dans le service de M. Robert, professeur à l'École de médecine, une jeune femme de 24 ans, nommé Marie L...

État actuel. Antécédents. — Au moment où nous l'examinons pour la première fois, elle est considérablement amaigrie, sa figure émaciée est pâle, terreuse; les yeux excavés et bistrés trahissent une fatigue profonde ; la fièvre ne lui laisse presque aucun repos ; le thermomètre oscille le soir de 39 à 40 degrés, pour redescendre le matin à 38 degrés. Les sueurs nocturnes sont peu abondantes. La toux est fréquente ; les crachats forment une bouillie purulente. Dans toute l'étendue des poumons, on entend de gros râles sous-crépitants et du gargouillement au sommet droit. La voix présente à la partie supérieure du thorax une résonance particulière et caractéristique.

On institue un traitement approprié à son état et basé sur les symptômes principaux, la fièvre et les sueurs notamment.

M. Robert, mon excellent maître qui, depuis plus de 20 ans est le médecin de cette femme et de sa famille, m'a fourni sur les *antécédents* de la malade, les renseignements suivants.

Les parents sont très bien portants ; et malgré un âge avancé, leur travail est encore assez rémunératif pour leur fournir des moyens d'existence. Jamais dans cette famille il n'y avait eu de phthisiques. Les frères de la malade sont très forts. La malade elle-même avait eu une santé très florissante jusqu'à l'âge de 21 ans, c'est-à-dire jusqu'à l'époque de son mariage. Bien constituée, douée d'un respectable embonpoint, elle ne portait aucun signe de prédisposition à la tuberculose.

En 1878, elle épousa un jeune homme de 27 ans, cordonnier. D'une constitution délicate il avait eu déjà une hémoptysie, toussait tout le cours des hivers et était regardé comme phthisique.

Au début de son mariage, la santé de la jeune femme ne fut pas sensiblement altérée ; quinze mois après, à la suite d'une couche, du reste laborieuse, elle commença à maigrir et à tousser. Soignée quelque temps chez elle, on la décida à se faire transporter à l'hôpital, où elle ne tarda pas à mourir.

L'autopsie ne put pas être faite.

Quant au mari il a continué à traîner pendant quelque temps ce qui lui restait de force et a suivi sa femme à cinq mois de distance.

Bien qu'elle puisse paraître moins démonstrative que les autres, cette observation m'a vivement frappé et le souvenir de ce fait est encore présent à ma mémoire, comme s'il ne venait que de se produire. C'est de cette époque que date la première idée de ce travail.

Observation XVII (personnelle).

Michel L..., exerçant la profession de menuisier est âgé de 35 ans ; il est entré au mois de novembre 1879 à l'Hôtel-Dieu, salle Saint-Pierre, dans le service de M. Guignard.

Antécédents héréditaires et personnels. — Son père est mort jeune, d'un accident, une chute de cheval. Sa mère est morte phthisique quelques années après leur avoir donné le jour. Un de ses frères est mort de tuberculose à l'âge de 24 ans. Lui-même a présenté des signes de scrofules et de larges cicatrices au cou, des otites fréquentes qui lui ont laissé une certaine paresse de l'ouïe, attestent encore les accidents scrofuleux de son adolescence. Il prétend n'avoir pas fait d'excès alcooliques.

Début de la maladie. — Ce début remonte à cinq années au moins. C'est du moins à partir de cette époque que datent ses souvenirs les plus précis et les plus dignes de foi. Il éprouvait déjà à ce moment des douleurs entre les deux épaules, s'enrhumait facilement, si facilement qu' « à peine un rhume était-il guéri, dit-il, que j'en attrapais un autre ». La nuit, il avait des sueurs assez abondantes.

Deux ans avant, c'est-à-dire il y a sept ans, il avait

épousé une jeune veuve âgée de 27 ans. Celle-ci appartenait à une famille très saine où la phthisie était inconnue. Elle-même était très forte et avait une certaine tendance à l'embonpoint exagéré. De son premier mariage était née une petite fille qui ne vécut pas.

Au bout de quinze mois, elle eut de son second mariage un petit garçon, bien faible, il est vrai, mais vivant encore ; dans le dernier mois de sa gestation elle éprouva des accès de fièvre quotidienne qui cédèrent au sulfate de quinine. A peine remise de cette maladie, elle se mit à tousser et à maigrir. Elle perdait sa gaîté et ses forces. Deux mois après l'accouchement, elle était prise de phthisie à marche rapide et était emportée en trois semaines.

Michel L..., resta près d'un an dans le veuvage et se remaria avec une jeune fille de 24 ans, grosse personne qui venait de la campagne et jouissait des apparences de la plus parfaite santé. Ses parents étaient de solides fermiers à qui la phthisie était inconnue.

Au bout de huit mois de mariage, la jeune femme mit au monde un enfant qui mourut aussitôt après sa naissance.

La mère ne tarda pas à voir sa robuste santé s'altérer. Elle se mit à tousser presque continuellement, eut plusieurs hémoptysies ; ses crachats étaient striés de sang.

Au bout de deux mois ce n'était plus qu'un squelette tant la maladie avait fait de progrès. Elle sembla cependant se ranimer vers le mois de juillet 1876, et crut à sa guérison. Au mois de décembre elle mourait.

Ces renseignements m'ont été fournis par mon vénéré maitre, M. Guignard. Très sceptique à l'endroit de la contagiosité de la phthisie, son doute avait été ébranlé par ce fait qu'il a suivi avec le plus vif intérêt.

Pendant toute cette époque la santé de Michel L... se soutint ; il ne cessa point son travail un instant. Mais à la fin d'octobre 1879 il eut une hémoptysie abondante qu'on n'arrêta qu'avec peine. C'est alors qu'il entre à l'Hôtel-Dieu et que je puis l'observer pendant le temps qui lui reste à vivre.

Au niveau du poumon gauche, il existe de la matité et des craquements secs, mêlés à des craquements humides occupant le tiers supérieur du poumon.

Du côté droit les lésions sont plus étendues et plus avancées ; les râles sont tous humides et à grosses bulles.

Les crachats sont jaunes, épais, abondants, muco-purulents.

Ces symptômes s'exagérèrent avec le temps et au mois de mai 1880 Michel L... n'était plus.

L'autopsie révéla des cavernes assez considérables dans les poumons, principalement dans le droit.

Des lésions tuberculeuses existent aussi dans le péritoine et les ganglions mésentériques ont augmenté de volume.

INFLUENCE DU LIQUIDE SÉMINAL

S'il nous était permis de risquer une explication de la prédominance de la contagiosité pour la femme, nous incriminerions à côté de la gestation, l'action du liquide séminal, et nous rappellerions cette proposition que nous avons posée en principe : *dans la tuberculose tous les liquides de l'organisme contiennent le contage et peuvent devenir des agents de contagion.*

Et d'abord demandons-nous s'il y a dans cette proposition quelque chose qui répugne à l'esprit et soit contraire aux notions générales de pathologie. Nous ne le croyons pas.

Il est à peu près démontré que les crachats et les sueurs peuvent devenir des agents contagieux ; nous nous sommes suffisamment étendu sur ce point pour n'avoir pas à y revenir. Si donc, les crachats et les sueurs des phthisiques sont infectés par le contage tuberculeux, le sperme ne pourra-t-il pas, comme ces liquides, revêtir un caractère contagieux et déterminer dans les organes une éclosion de tubercules. N'est-il pas, lui aussi, un produit de sécrétion et ne doit-il pas posséder les qualités et les propriétés de l'organisme auquel il participe ? Pour qu'il n'en fût pas ainsi, il faudrait supposer que le contage tuberculeux exerce une action élective portant sur certains départements organiques, action comparative à celle exercée par le mercure sur les glandes salivaires. Cette hypothèse n'est pas soutenabl et pour notre part nous la rejetons d'une façon absolue.

L'aptitude contagieuse du liquide spermatique nous paraît donc dans les limites de la vraisemblance. Nous allons essayer d'en établir la probabilité ; mais cette partie de notre tâche exigera des développements assez longs et l'observation de certaines particularités biologiques.

Dureau de la Malle a vu, en Angleterre, une jument, issue au sixième degré d'un cheval arabe, qui, d'un couagga mâle eut un métis presque entièrement semblable au cheval arabe. De la même jument et d'un cheval anglais on eut, en trois ans, deux produits ; le premier était un métis rapproché du couagga et le second affectait une telle ressemblance avec le couagga qu'il était impossible de l'en distinguer.

On sait par d'anciennes observations de Becker (1703), contrôlées depuis par lord Morton, Giles, Harwey, qu'une jument saillie par un zèbre donne un mulet zébré et que fécondée plus tard par un étalon vigoureux, elle donne des produits tenant encore du zèbre.

Des chiennes une fois accouplées avec des chiens de race étrangère, mettent bas toutes les fois qu'on les accouple avec d'autres chiens, des petits parmi lesquels il s'en trouve un appartenant à la race du premier qui les a fécondées.

Nous pourrions multiplier les exemples, ils sont cités en grand nombre dans un ouvrage remarquable publié par M. Lucas (*Traité de l'hérédité dans les états de santé et de maladie*, Paris 1847).

Mais nous croyons inutile de nous appesantir sur un fait d'observation aussi vulgaire.

Si nous rapprochons ces faits, qu'on peut produire à volonté, de ce qui se passe chez l'homme, nous verrons une similitude parfaite. La loi est la même pour tous. Ainsi des enfants issus d'un second mariage ressemblent quelquefois au premier mari et peuvent en avoir les difformités, les vices, les maladies. Pareil phénomène se produit parfois en cas d'adultère ; de là l'adage : « *Filium ex adulteria, excusere matrem a culpa.* »

Il faut voir dans ces faits une sorte d'inoculation de la vitalité, du tempérament et de la manière d'être de l'homme par le liquide séminal. Il faut que le sperme ait imprégné de ses qualités ou de ses vices l'organisme intéressé. La constitution de la femme subit une modification dans sa modalité et il dépend peut-être de l'énergie spermatique que cette modification persiste un temps plus ou moins long.

Tout ce que nous voulons retenir de ces phénomènes biologiques, c'est que si l'impression séminale donne à un produit les caractères extérieurs, les aptitudes morbides et la maladie d'un premier conjoint qui n'est plus, il faut supposer que l'économie de la femme a été contaminée par le premier conjoint et qu'elle en a conservé les propriétés délétères; ce qui est la preuve évidente de la transmissibilité à la femme des vices organiques de son mari.

Si du domaine de la pathologie générale nous transportons ces faits sur le terrain de la pathogénie du tubercule, la déduction sort d'elle-même, logique et naturelle : le coït fournit des matériaux à la contagion et le sperme se constitue le véhicule du contage tuberculeux.

Nous donnons pour ce qu'elle vaut cette hypothèse que nous ne pouvons étayer d'aucune démonstration directe.

Mais il nous a semblé qu'en présence d'un fléau aussi redoutable que la phthisie pulmonaire, il serait coupable de négliger le moindre indice nous mettant sur la voie de la prophylaxie.

APPRÉCIATION DE CES THÉORIES

Notre tâche devient facile, car l'appréciation des diverses

théories que nous avons passées en revue se dégage des considérations relatives à chacune d'elles. Nous les avons développées plus haut. Nous apporterons la plus grande réserve dans la discussion, comme il convient de faire pour un problème dont les éléments sont singulièrement délicats.

L'intermédiaire de l'air comme agent de transmission tuberculeuse explique la plupart des cas de contagion qui aient été relatés et constitue un lien qui unit, comme les anneaux d'une même chaîne, les diverses maladies contagieuses. Mais l'incrimination de l'air est une hypothèse qui ne donne aucun éclaircissement sur la plus grande fréquence de transmission de l'homme à la femme que de la femme au mari ; aussi faut-il recourir à la théorie génitale.

La théorie de M. Gubler est très ingénieuse et très séduisante, mais elle repose sur un nombre d'observations si restreint qu'il serait prématuré de conclure que la gestation peut devenir et devient le mode le plus habituel de la contagion. Et d'abord cette hypothèse répond-elle même à la majorité des cas ? La statistique que nous avons publiée prouve que sur 68 femmes contagionnées pendant le mariage, 33 seulement avaient eu une grossesse antérieure. Il reste donc 35 cas auxquels la théorie de la contagiosité par gestation n'est pas applicable ; à ces 35 cas il faut ajouter, dans le cercle étroit des faits les plus probants, 40 femmes qui ont contracté la tuberculose par contagion, en dehors de tout rapport sexuel. « Aucune remarque faite dans ma pratique, disait M. Gubler (*Mémoire de la Société médicale des Hôpitaux*, 1866) ne vient à l'appui de la transmissibilité du tubercule par un autre procédé. » S'il en était ainsi, on pourrait se demander quelle interprétation étiologique et pathogénique, on pourrait donner aux cas nombreux de contagion se transmettant de la femme au mari, comme l'observation qu'on va lire en offre un exemple frappant.

Observation XVIII (personnelle).

François-Marie B..., tailleur d'habits, est né près d'Ancenis. Il a 29 ans. Le 16 avril 1880, il entre à l'Hôtel-Dieu de Poitiers.

Antécédents et commémoratifs. — Son père est mort à la suite d'un accident, sa mère est bien portante. Aucune tare héréditaire dans sa famille. Le malade nie avoir fait des excès, il n'a jamais eu la syphilis. Bien constitué, il n'a éprouvé aucune maladie sérieuse jusqu'à l'âge de 25 ans, époque de son mariage. Il épousa, malgré l'opposition de sa famille, justement alarmée, une orpheline de 21 ans. Au moment du mariage cette jeune fille était déjà phthisique. Il y avait déjà longtemps qu'elle se plaignait de névralgies sus et sous-épineuse, qu'elle toussait ; elle avait eu quelques hémoptysies mais sans gravité. Ses traits étaient altérés et accentués par la maigreur.

Pendant trois ans les choses allèrent tant bien que mal, la santé de la jeune femme semblait se rétablir, lorsqu'une pneumonie vint l'enlever en peu de temps. Transportée à l'Hôtel-Dieu dans les derniers jours de sa maladie, c'est là qu'elle mourut. L'autopsie permit de constater des lésions étendues dans les deux poumons, de larges cavernes.

Quelque temps avant la mort de sa femme, le mari avait contracté une bronchite qui après avoir présenté des symptômes aigus se localisa au sommet et passa à l'état chronique. Pendant dix-huit mois il continua à tousser, maigrit et perdit peu à peu ses forces. Il n'en continuait pas moins à travailler jusqu'au jour où ses forces trahissant sa volonté, il dut entrer à l'Hôtel-Dieu.

État actuel. — Facies altéré, respiration difficile, courte, dyspnée, extinction complète de la voix. Douleur au niveau du larynx.

En arrière à droite matité, souffle caverneux, au niveau de la fosse sous-claviculaire, en avant et à droite respiration rude.

A gauche, râles muqueux dans toute l'étendue des poumons.

Diarrhée, sueurs nocturnes.

30 mai. — La dyspnée a augmenté, et l'appétit qui au début était assez bon, est devenu nul.

3 juin. — Le facies s'altère de plus en plus. Expectoration abondante de crachats jaunâtres étalés ; diarrhée excessive.

12 juin. — Mort subite au milieu de la nuit sans qu'un appel, sans qu'aucun cri ait été proféré.

L'autopsie révèle de petites cavernes, une d'entre elles, placée à la périphérie du poumon droit, s'est rompue. La plèvre est pleine d'air et contient également une matière puriforme provenant de la caverne ouverte. Au sommet de nombreuses adhérences. Les poumons sont congestionnés et infiltrés, dans toute leur étendue, mais à la partie supérieure principalement de tubercules nombreux parvenus à des phases variables de leur évolution.

Ainsi voilà un homme bien constitué, indemne de toute tare héréditaire, n'ayant pas eu antérieurement de maladies expliquant une prédisposition morbide, cet homme n'a fait aucun excés, n'a pas eu la syphilis, ne présente en un mot aucune des conditions de la phthisie héréditaire ou acquise.

Il partage jusqu'au dernier moment la couche de sa femme morte tuberculeuse après trois ans de mariage, et il ressent lui-même les atteintes du même mal.

L'examen, fait dès le début, ne laisse aucun doute sur le diagnostic : le malade est phthisique. Les symptômes, les signes sont suffisamment explicites ; enfin l'autopsie est la confirmation suprême et formelle du diagnostic.

Si nous passons à l'étiologie de la maladie, les choses ne sont pas moins simples : c'est la cohabitation avec une femme phthisique qui doit être regardée comme la cause efficiente de la tuberculose. Elle seule peut être incriminée. En effet, si, nous inspirant de la proposition suivante, formulée par un maître dans l'art de raisonner, Auguste Comte : « *former toujours la plus simple hypothèse concordant avec les renseignements obtenus* » nous cherchons, dans le cas qui nous occupe, la théorie la plus simple, l'hypothèse qui concorde le mieux avec les renseignements, nous ne saurions trouver autre chose que la cohabitation.

La contagion pouvant s'effectuer de la femme au mari, les théories reposant sur l'action génitale ne s'appliquent pas à tous les faits de transmissibilité tuberculeuse. Il faut faire intervenir l'hypothèse du germe morbide pénétrant par les voies aériennes.

Les théories que nous avons exposées se prêtent un mutuel appui et leur concours est nécessaire pour embrasser l'ensemble des faits. Chacune d'elles représente pour la transmission de la phthisie par le mariage, une condition de sa pathogénie et un épisode de son histoire.

En un mot, ne faisons pas œuvre d'exclusivisme et suivant le conseil de M. Hérard *(Mémoires de la Société médicale des hôpitaux*, 1866) rangeons ces diverses hypothèses à côté l'une de l'autre, mais sans donner à l'une d'elles une prévalence qui ne serait pas justifiée.

INFLUENCE DE L'AGE DES LÉSIONS SUR LA CONTAGIOSITÉ

Nous l'avons dit déjà en anticipant sur ce chapitre, on a observé que « la contagion ne s'exerce guère qu'à une époque très avancée de la maladie. » (Pidoux).

D'après M. Jules Guérin (*Bull. Acad. méd.* 1866, séance du 2 juin), la formation du foyer infectieux est due à l'intervention de l'air qui une fois le tubercule ramolli se trouve en contact direct avec la caverne et altère le produit de la suppuration tuberculeuse.

Cet auteur assimile le tubercule non ramolli à une plaie

sous-cutanée et la caverne à une vaste plaie suppurante exposée. Aussi pense-t-il que c'est une contagion par pure infection.

Sans doute l'air peut altérer le pus tuberculeux et déterminer une véritable infection putride. Mais si le bénéfice, à peu près exclusif de la contagion, appartient à une période avancée, c'est que c'est à cette époque là que la contagiosité réunit sa plus forte somme de probabilité et ses meilleures conditions déterminatives. Tant que le tubercule, en effet, est enfermé dans le tissu pulmonaire, tant qu'il demeure à l'état latent, emprisonné, sans communication avec l'air, sans porte ouverte, il est impossible d'admettre qu'il puisse devenir un agent de contamination pour les organismes étrangers.

Indépendamment du fait de cette situation, dans la période de crudité, l'innocuité résulte, mais pour une moindre part peut-être, de la localisation de la lésion. La maladie n'est pas encore devenue infectieuse ; cette infection putride, qui résulte, d'après M. J. Guérin, de l'action de l'air sur le pus tuberculeux, ne s'est pas encore produite ; en même temps les sueurs sont moins abondantes qu'à la fin de la maladie ; les selles diarrhéiques et les divers autres produits d'élimination doivent contenir moins de principes morbides.

Toutefois ce serait une erreur déplorable de croire à la constance de l'inaptitude contagieuse de la tuberculose à son début. Des exemples ont été publiés, tendant à établir la possibilité de la contagion pendant les phases les plus diverses de la maladie.

On le voit, la question est loin d'être complètement élucidée, et ne le sera pas probablement de sitôt. Mais si l'interprétation est obscure, le fait clinique n'en subsiste pas moins.

CONCLUSION

La connaissance des conditions qui président à la contagion de la tuberculose par le mariage met entre nos mains des armes puissantes pour combattre cette redoutable maladie et constitue un acheminement sensible dans la voie du progrès. Jusqu'à ce jour la thérapeutique s'est épuisée en tâtonnements stériles et en efforts impuissants ; et si elle a parfois jeté le cri du triomphe, l'illusion a été de courte durée. Désormais le moment est venu d'attaquer la phthisie sur le terrain de son développement avec les armes puissantes de l'hygiène. C'est dans son origine même que le fléau est vulnérable. La sollicitude des praticiens doit s'étendre particulièrement sur les jeunes candidats à la tuberculose, ceux pour qui la faiblesse de la constitution et des influences héréditaires créeraient une prédisposition morbide.

Il est d'usage dans certains pays et dans certaines familles de demander conseil au médecin pour un mariage en expectative ; c'est assurément un usage fort louable et il serait désirable qu'il s'introduisit davantage dans nos mœurs. Eclairer la famille des parties contractantes, tout en sachant concilier avec ce devoir celui non moins impérieux du secret professionnel, telle est la tâche ardue qui, en pareil cas, s'impose au médecin et exigera de lui un tact et une prudence infinis.

Plus tard, lorsqu'il reconnaîtra qu'au milieu d'une union suspecte déjà, la tuberculose se développe chez un des conjoints, il devra tendre par ses conseils à limiter les ravages de la maladie. Il ne perdra pas de vue, en effet, la possibilité de la propagation, les dangers d'une cohabitation suivie, et des relations sexuelles. Diminuer ces rapports journaliers, ce sera diminuer les chances de contagion.

Nos recommandations porteront principalement sur les points suivants :

1° Interdire formellement au conjoint en état de santé la couche du malade.

2° Faire soigner le malade, autant que possible, par des personnes âgées qui ont moins à redouter les dangers de la contagion, bien qu'elles ne soient pas complètement à l'abri de ses atteintes.

3° Ne jamais négliger les soins de la plus parfaite propreté ; faire cracher dans des vases clos, suivant les conseils de M. Bergeret (d'Arbois), renouveler fréquemment l'air des appartements, etc.

Il est inutile de nous appesantir sur des mesures qui sont dictées par la plus élémentaire prudence et qui devront varier suivant une foule de circonstances que nous ne saurions ni déterminer ni prévoir.

Ce sont ces circonstances qui feront surgir les indications.

Espérons qu'à l'aide des moyens prophylactiques bien entendus et sagement pratiqués, la science finira par enrayer les progrès de la phthisie pulmonaire, ce terrible fléau destiné, suivant Michelet, à anéantir la race latine.

Imprimerie A. Derenne, Mayenne. — Paris, boul. St-Michel, 5.

www.ingramcontent.com/pod-product-compliance
Lightning Source LLC
LaVergne TN
LVHW050429160826
845677LV00002BA/619
9782329691183